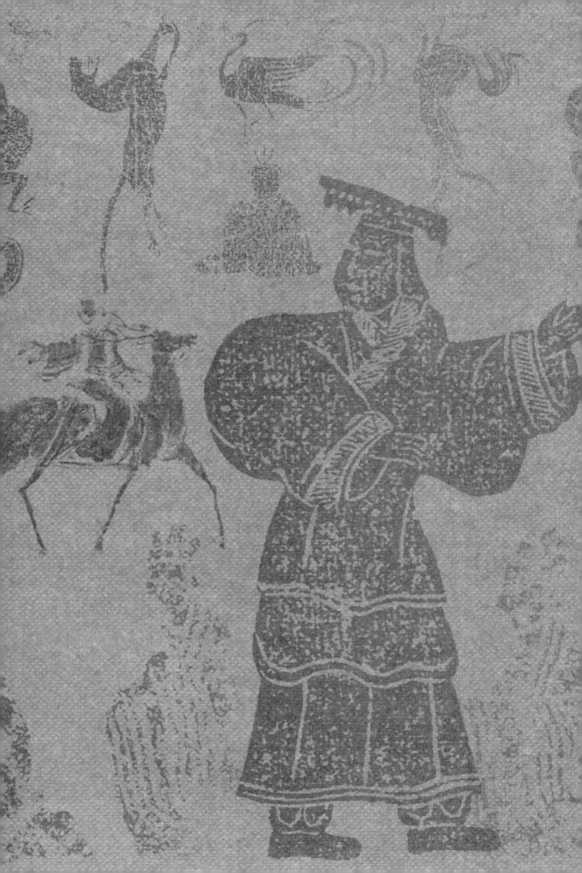

中国古医籍整理丛书

广 嗣 须 知

明·胡文焕 编

傅建忠 校注

中国中医药出版社
·北 京·

图书在版编目（CIP）数据

广嗣须知/（明）胡文焕编；傅建忠校注.—北京：中国中医药出版社，2015.12
（中国古医籍整理丛书）
ISBN 978-7-5132-2996-8

Ⅰ.①广… Ⅱ.①胡… ②傅… Ⅲ.①中医妇产科学-中国-明代 Ⅳ.①R271

中国版本图书馆 CIP 数据核字（2015）第 296152 号

中国中医药出版社出版
北京市朝阳区北三环东路 28 号易亨大厦 16 层
邮政编码 100013
传真 010 64405750
三河市鑫金马印装有限公司印刷
各地新华书店经销

*

开本 710×1000 1/16 印张 5 字数 19 千字
2015 年 12 月第 1 版 2015 年 12 月第 1 次印刷
书 号 ISBN 978-7-5132-2996-8

*

定价 15.00 元
网址 www.cptcm.com

国家中医药管理局
中医药古籍保护与利用能力建设项目
组织工作委员会

主 任 委 员 王国强

副 主 任 委 员 王志勇　李大宁

执 行 主 任 委 员 曹洪欣　苏钢强　王国辰　欧阳兵

执行副主任委员 李　昱　武　东　李秀明　张成博

委　　　　　员

各省市项目组分管领导和主要专家

（山东省）武继彪　欧阳兵　张成博　贾青顺

（江苏省）吴勉华　周仲瑛　段金廒　胡　烈

（上海市）张怀琼　季　光　严世芸　段逸山

（福建省）阮诗玮　陈立典　李灿东　纪立金

（浙江省）徐伟伟　范永升　柴可群　盛增秀

（陕西省）黄立勋　呼　燕　魏少阳　苏荣彪

（河南省）夏祖昌　刘文第　韩新峰　许敬生

（辽宁省）杨关林　康廷国　石　岩　李德新

（四川省）杨殿兴　梁繁荣　余曙光　张　毅

各项目组负责人

王振国（山东省）　王旭东（江苏省）　张如青（上海市）

李灿东（福建省）　陈勇毅（浙江省）　焦振廉（陕西省）

蔡永敏（河南省）　鞠宝兆（辽宁省）　和中浚（四川省）

项目专家组

顾　问	马继兴　张灿玾　李经纬
组　长	余瀛鳌
成　员	李致忠　钱超尘　段逸山　严世芸　鲁兆麟
	郑金生　林端宜　欧阳兵　高文柱　柳长华
	王振国　王旭东　崔　蒙　严季澜　黄龙祥
	陈勇毅　张志清

项目办公室（组织工作委员会办公室）

主　任	王振国　王思成
副主任	王振宇　刘群峰　陈榕虎　杨振宁　朱毓梅
	刘更生　华中健
成　员	陈丽娜　邱　岳　王　庆　王　鹏　王春燕
	郭瑞华　宋咏梅　周　扬　范　磊　张永泰
	罗海鹰　王　爽　王　捷　贺晓路　熊智波
秘　书	张丰聪

前 言

中医药古籍是传承中华优秀文化的重要载体，也是中医学传承数千年的知识宝库，凝聚着中华民族特有的精神价值、思维方法、生命理论和医疗经验，不仅对于传承中医学术具有重要的历史价值，更是现代中医药科技创新和学术进步的源头和根基。保护和利用好中医药古籍，是弘扬中国优秀传统文化、传承中医学术的必由之路，事关中医药事业发展全局。

1949 年以来，在政府的大力支持和推动下，开展了系统的中医药古籍整理研究。1958 年，国务院科学规划委员会古籍整理出版规划小组在北京成立，负责指导全国的古籍整理出版工作。1982 年，国务院古籍整理出版规划小组召开全国古籍整理出版规划会议，制定了《古籍整理出版规划（1982—1990）》，卫生部先后下达了两批 200 余种中医古籍整理任务，掀起了中医古籍整理研究的新高潮，对中医文化与学术的弘扬、传承和发展，发挥了极其重要的作用，产生了不可估量的深远影响。

2007 年《国务院办公厅关于进一步加强古籍保护工作的意见》明确提出进一步加强古籍整理、出版和研究利用，以及

"保护为主、抢救第一、合理利用、加强管理"的方针。2009年《国务院关于扶持和促进中医药事业发展的若干意见》指出，要"开展中医药古籍普查登记，建立综合信息数据库和珍贵古籍名录，加强整理、出版、研究和利用"。《中医药创新发展规划纲要（2006—2020）》强调继承与创新并重，推动中医药传承与创新发展。

2003～2010年，国家财政多次立项支持中国中医科学院开展针对性中医药古籍抢救保护工作，在中国中医科学院图书馆设立全国唯一的行业古籍保护中心，影印抢救濒危珍本、孤本中医古籍1640余种；整理发布《中国中医古籍总目》；遴选351种孤本收入《中医古籍孤本大全》影印出版；开展了海外中医古籍目录调研和孤本回归工作，收集了11个国家和2个地区137个图书馆的240余种书目，基本摸清流失海外的中医古籍现状，确定国内失传的中医药古籍共有220种，复制出版海外所藏中医药古籍133种。2010年，国家财政部、国家中医药管理局设立"中医药古籍保护与利用能力建设项目"，资助整理400余种中医药古籍，并着眼于加强中医药古籍保护和研究机构建设，培养中医古籍整理研究的后备人才，全面提高中医药古籍保护与利用能力。

在此，国家中医药管理局成立了中医药古籍保护和利用专家组和项目办公室，专家组负责项目指导、咨询、质量把关，项目办公室负责实施过程的统筹协调。专家组成员对古籍整理研究具有丰富的经验，有的专家从事古籍整理研究长达70余年，深知中医药古籍整理研究的重要性、艰巨性与复杂性，履行职责认真务实。专家组从书目确定、版本选择、点校、注释等各方面，为项目实施提供了强有力的专业指导。老一辈专家的学术水平和智慧，是项目成功的重要保证。项目承担单位山东中医药大学、南京中医药大学、上海中医药大学、福建中医药大学、浙江省中医药研究院、陕西省中医药研究院、河南省中医药研究院、辽宁中医药大学、成都中医药大学及所在省市中医药管理部门精心组织，充分发挥区域间互补协作的优势，并得到承担项目出版工作的中国中医药出版社大力配合，全面推进中医药古籍保护与利用网络体系的构建和人才队伍建设，使一批有志于中医学术传承与古籍整理工作的人才凝聚在一起，研究队伍日益壮大，研究水平不断提高。

本着"抢救、保护、发掘、利用"的理念，该项目重点选择近60年未曾出版的重要古医籍，综合考虑所选古籍的保护价值、学术价值和实用价值。400余种中医药古籍涵盖了医经、基础理论、诊法、伤寒金匮、温病、本草、方书、内科、外科、女科、儿科、伤科、眼科、咽喉口齿、针灸推拿、养生、医案医话医论、医史、临证综合等门类，跨越唐、宋、金元、明以迄清末。全部古籍均按照项目办公室组织完成的行业标准《中医古籍整理规范》及《中医药古籍整理细则》进行整理校注，绝大多数中医药古籍是第一次校注出版，一批孤本、稿本、抄本更是首次整理面世。对一些重要学术问题的研究成果，则集中收录于各书的"校注说明"或"校注后记"中。

"既出书又出人"是本项目追求的目标。近年来，中医药古籍整理工作形势严峻，老一辈逐渐退出，新一代普遍存在整理研究古籍的经验不足、专业思想不坚定等问题，使中医古籍整理面临人才流失严重、青黄不接的局面。通过本项目实施，搭建平台，完善机制，培养队伍，提升能力，经过近5年的建设，锻炼了一批优秀人才，老中青三代齐聚一堂，有效地稳定了研究队伍，为中医药古籍整理工作的开展和中医文化与学术的传承提供必备的知识和人才储备。

本项目的实施与《中国古医籍整理丛书》的出版，对于加强中医药古籍文献研究队伍建设、建立古籍研究平台，提高古籍整理水平均具有积极的推动作用，对弘扬我国优秀传统文化，推进中医药继承创新，进一步发挥中医药服务民众的养生保健与防病治病作用将产生深远影响。

第九届、第十届全国人大常委会副委员长许嘉璐先生，国家卫生计生委副主任、国家中医药管理局局长、中华中医药学会会长王国强先生，我国著名医史文献专家、中国中医科学院马继兴先生在百忙之中为丛书作序，我们深表敬意和感谢。

由于参与校注整理工作的人员较多，水平不一，诸多方面尚未臻完善，希望专家、读者不吝赐教。

国家中医药管理局中医药古籍保护与利用能力建设项目办公室

二〇一四年十二月

许 序

"中医"之名立，迄今不逾百年，所以冠以"中"字者，以别于"洋"与"西"也。慎思之，明辨之，斯名之出，无奈耳，或亦时人不甘泯没而特标其犹在之举也。

前此，祖传医术（今世方称为"学"）绵延数千载，救民无数；华夏屡遭时疫，皆仰之以度困厄。中华民族之未如印第安遭染殖民者所携疾病而族灭者，中医之功也。

医兴则国兴，国强则医强。百年运衰，岂但国土肢解，五千年文明亦不得全，非遭泯灭，即蒙冤扭曲。西方医学以其捷便速效，始则为传教之利器，继则以"科学"之冕畅行于中华。中医虽为内外所夹击，斥之为蒙昧，为伪医，然四亿同胞衣食不保，得获西医之益者甚寡，中医犹为人民之所赖。虽然，中国医学日益陵替，乃不可免，势使之然也。呜呼！覆巢之下安有完卵？

嗣后，国家新生，中医旋即得以重振，与西医并举，探寻结合之路。今也，中华诸多文化，自民俗、礼仪、工艺、戏曲、历史、文学，以至伦理、信仰，皆渐复起，中国医学之兴乃属必然。

迄今中医犹为国家医疗系统之辅，城市尤甚。何哉？盖一则西医赖声、光、电技术而于20世纪发展极速，中医则难见其进。二则国人惊羡西医之"立竿见影"，遂以为其事事胜于中医。然西医已自觉将入绝境：其若干医法正负效应相若，甚或负远逾于正；研究医理者，渐知人乃一整体，心、身非如中世纪所认定为二对立物，且人体亦非宇宙之中心，仅为其一小单位，与宇宙万象万物息息相关。认识至此，其已向中国医学之理念"靠拢"矣，虽彼未必知中国医学何如也。唯其不知中国医理何如，纯由其实践而有所悟，益以证中国之认识人体不为伪，亦不为玄虚。然国人知此趋向者，几人？

国医欲再现宋明清高峰，成国中主流医学，则一须继承，一须创新。继承则必深研原典，激清汰浊，复吸纳西医及我藏、蒙、维、回、苗、彝诸民族医术之精华；创新之道，在于今之科技，既用其器，亦参照其道，反思己之医理，审问之，笃行之，深化之，普及之，于普及中认知人体及环境古今之异，以建成当代国医理论。欲达于斯境，或需百年欤？予恐西医既已醒悟，若加力吸收中医精粹，促中医西医深度结合，形成21世纪之新医学，届时"制高点"将在何方？国人于此转折之机，能不忧虑而奋力乎？

予所谓深研之原典，非指一二习见之书、千古权威之作；就医界整体言之，所传所承自应为医籍之全部。盖后世名医所著，乃其秉诸前人所述，总结终生行医用药经验所得，自当已成今世、后世之要籍。

盛世修典，信然。盖典籍得修，方可言传言承。虽前此50余载已启医籍整理、出版之役，惜旋即中辍。阅20载再兴整理、出版之潮，世所罕见之要籍千余部陆续问世，洋洋大观。

今复有"中医药古籍保护与利用能力建设"之工程，集九省市专家，历经五载，董理出版自唐迄清医籍，都400余种，凡中医之基础医理、伤寒、温病及各科诊治、医案医话、推拿本草，俱涵盖之。

噫！璐既知此，能不胜其悦乎？汇集刻印医籍，自古有之，然孰与今世之盛且精也！自今而后，中国医家及患者，得览斯典，当于前人益敬而畏之矣。中华民族之屡经灾难而益蕃，乃至未来之永续，端赖之也，自今以往岂可不后出转精乎？典籍既蜂出矣，余则有望于来者。

谨序。

第九届、十届全国人大常委会副委员长

许嘉璐

二〇一四年冬

王 序

中医学是中华民族在长期生产生活实践中，在与疾病作斗争中逐步形成并不断丰富发展的医学科学，是中国古代科学的瑰宝，为中华民族的繁衍昌盛作出了巨大贡献，对世界文明进步产生了积极影响。时至今日，中医学作为我国医学的特色和重要医药卫生资源，与西医学相互补充、相互促进、协调发展，共同担负着维护和促进人民健康的任务，已成为我国医药卫生事业的重要特征和显著优势。

中医药古籍在存世的中华古籍中占有相当重要的比重，不仅是中医学术传承数千年最为重要的知识载体，也是中医为中华民族繁衍昌盛发挥重要作用的历史见证。中医药典籍不仅承载着中医的学术经验，而且蕴含着中华民族优秀的思想文化，凝聚着中华民族的聪明智慧，是祖先留给我们的宝贵物质财富和精神财富。加强对中医药古籍的保护与利用，既是中医学发展的需要，也是传承中华文化的迫切要求，更是历史赋予我们的责任。

2010 年，国家中医药管理局启动了中医药古籍保护与利用能力建设项目。这既是传承中医药的重要工程，也是弘扬优秀民族文化的重要举措，不仅能够全面推进中医药的有效继承和创新发展，为维护人民健康做出贡献，也能够彰显中华民族的璀璨文化，为实现中华民族伟大复兴的中国梦作出贡献。

相信这项工作一定能造福当今，嘉惠后世，福泽绵长。

国家卫生与计划生育委员会副主任

国家中医药管理局局长

中华中医药学会会长

王国强

二〇一四年十二月

马 序

新中国成立以来，党和国家高度重视中医药事业发展，重视古籍的保护、整理和研究工作。自 1958 年始，国务院先后成立了三届古籍整理出版规划小组，分别由齐燕铭、李一氓、匡亚明担任组长，主持制订了《整理和出版古籍十年规划（1962—1972）》《古籍整理出版规划（1982—1990）》《中国古籍整理出版十年规划和"八五"计划（1991—2000）》等，而第三次规划中医药古籍整理即纳入其中。1982 年 9 月，卫生部下发《1982—1990 年中医古籍整理出版规划》，1983 年 1 月，中医古籍整理出版办公室正式成立，保证了中医古籍整理出版规划的实施。2002 年 2 月，《国家古籍整理出版"十五"（2001—2005）重点规划》经新闻出版署和全国古籍整理出版规划领导小组批准，颁布实施。其后，又陆续制定了国家古籍整理出版"十一五"和"十二五"重点规划。国家财政多次立项支持中国中医科学院开展针对性中医药古籍抢救保护工作，文化部在中国中医科学院图书馆专门设立全国唯一的行业古籍保护中心，国家先后投入中医药古籍保护专项经费超过 3000 万元，影印抢救濒危珍、善、孤本中医古籍 1640 余种，开展了海外中医古籍目录调研和孤本回归工作。2010 年，国家财政部、国家中医药管理局安排国家公共卫生专项资金，设立了"中医药古籍保护与利用能力建设项目"，这是继 1982～1986 年第一批、第二批重要中医药古籍整理之后的又一次大规模古籍整理工程，重点整理新中国成立后未曾出版的重要古籍，目标是形成并普及规范的通行本、传世本。

为保证项目的顺利实施，项目组特别成立了专家组，承担咨询和技术指导，以及古籍出版之前的审定工作。专家组中的许多成员虽逾古稀之年，但老骥伏枥，孜孜不倦，不仅对项目进行宏观指导和质量把关，更重要的是通过古籍整理，以老带新，言传身教，培养一批中医药古籍整理研究的后备人才，促进了中医药古籍保护和研究机构建设，全面提升了我国中医药古籍保护与利用能力。

作为项目组顾问之一，我深感中医药古籍保护、抢救与整理工作的重要性和紧迫性，也深知传承中医药古籍整理经验任重而道远。令人欣慰的是，在项目实施过程中，我看到了老中青三代的紧密衔接，看到了大家的坚持和努力，看到了年轻一代的成长。相信中医药古籍整理工作的将来会越来越好，中医药学的发展会越来越好。

欣喜之余，以是为序。

中国中医科学院研究员

马继兴

二〇一四年十二月

校注说明

《广嗣须知》系明代胡文焕编。历代书目文献对此书作者及著录方式分歧较大。或题"蔡龙阳撰",或署"胡文焕编",亦有题"蔡龙阳撰、胡文焕校"。但据此书卷首序称"此书乃蔡龙阳方伯所集,旧名《螽斯》。余恐不喻夫浅学者,故并《要语》而更之",则可知胡文焕是以蔡汝贤原著《螽斯集》为蓝本,与俞桥《广嗣要语》的部分内容合并删润而成,并更名为《广嗣须知》。因此,《广嗣须知》作为一种新的文献内容,编撰者题名以《中国中医古籍总目》的著录最为准确,即:(明)胡文焕编。

今存《广嗣须知》均为胡氏汇刻之丛书本或据其刻本抄录的抄本,尚未见到单行本。具体版本与收藏单位如下:①《百家名书》本,中国科学院图书馆、日本公文书馆藏;②《格致丛书》本,中国科学院图书馆、日本京都大学图书馆、日本内阁文库藏;③清抄本,上海中医药大学图书馆藏;④日本抄本,上海中医药大学图书馆藏。以上前两个版本均为胡氏刻本,且属于同一刻版不同时期的印本,实为同一版本,差异只是《百家名书》本印制的时间更早一些而已。清抄本胡氏序前钤有"余姚谢氏永耀楼藏书"朱文印章,可知此本乃是民国时期著名收藏家谢光甫之永耀楼旧藏。经与刻本比对,此抄本亦据胡氏刻本抄录而成,且偶有误字。所谓日本抄本,未曾寓目。

除胡氏刻本以外,明清两代及民国时期均未见有重新翻刻的本子。目前尚未发现任何有关此书的校勘整理成果发表。本次整理以明万历胡文焕文会堂所刻《百家名书》本为底本,以他校为主要校勘方法。他校所据为：清抄本《螽斯集》"积阴德""固元气""豫调摄""薄滋味""择鼎器""炼药饵""时交感"各篇，明《格致丛书》本《广嗣要语》卷一。

关于本次校注整理的几点说明：

1. 校注中的底本称为"原本"，清抄本《螽斯集》简称"《螽斯》"，明《格致丛书》本《广嗣要语》卷一简称"《要语》"。

2. 原书目录后、正文之前附有《文昌帝君像传》一则，其中图像据底本的扫描件复制，文字亦全部录入并加以整理，现置于目录前。

3. 凡底本中的字形属于一般性笔画错误，如属日、曰混淆，己、巳不分者，予以径改，不出校记。

4. 凡底本中的繁体字、古字、异体字、俗写字，统一以规范简化字律齐，不出校。如"窓"径改为"窗"，"効"径改为"效"。

5. 凡底本中的误、脱、衍、倒等错误性异文，均据校本改正，且出校记。

6. 凡底本与校本互异，但二者文义皆通，一时难以判断是非者，保留原文，不做任何改动，且出校存疑。

7. 凡底本中引录他书文献，虽有删节或缩写的，一律不做改动，且出校说明。

8. 凡底本中的用典处，一律注明出典，并做简要说明。

9. 凡底本中的生僻字，均注音并注释。

10. 原书中表示上下文之义的方位词"左""右"统一改为"下""上"，不出校。

11. 采用现代标点方法，对原书进行标点。

12. 本书有关"积阴德"等观点的阐述，囿于当时的历史条件，与现代医学观点差距甚远。但为了保持古籍原貌，本书对此不作删改。

序

余既梓《广嗣要语》矣，而兹复梓《广嗣须知》，则又不独治药物、调精气已也。此书凡九，领首阴德，次元气，又次七条，斯及于药饵、调摄之事。其间事理极显易，不涉奇诡。苟能善体而行之，靡不获其效而嗣为之广矣。夫所谓广嗣者，讵①取其盈庭绕膝②之为快哉？盖将使克绍③世业，无堕前修④，始称真有子耳。然则世之欲为广嗣计者，惟欲盈庭绕膝耶？抑欲真有子耶？噫！积德可以全心，固气可以全形，形神交畅，心广体胖，即圣贤之学，亦不过此，矧⑤广嗣乎哉？是在善体而行之矣。此书乃蔡龙阳方伯⑥所集，旧名《螽斯》。余恐不喻夫浅学者，故并《要语》而更之。此云。

钱塘胡文焕德甫撰

---

① 讵（jù 巨）：岂，怎。
② 盈庭绕膝：意指子孙满堂。盈庭：充满厅堂。绕膝：围绕膝下，形容子女侍奉父母。
③ 绍：继承。
④ 前修：犹前贤。
⑤ 矧（shěn 审）：况且。
⑥ 蔡龙阳方伯：即蔡汝贤，字用卿，号龙阳，明直隶华亭（今属上海）人，明隆庆间进士，管制广东左布政使，巡抚广西，著有《谏垣疏草》《螽斯集》等。方伯，殷周时代一方诸侯之长，明清两代用于布政使的称谓。

文昌帝君像传

尚帝之书　司天之箓　功昭六府　灵钟七曲
威弧斯张　诞子垂祥　爰锡我类　文胤永昌

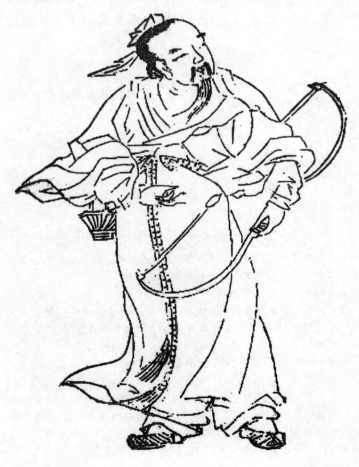

文昌帝君像

《文昌化书》①云：帝君姓张，讳亚，一讳仲孝，字霶②夫，张弓挟弹，如贵游公子，状其神佐，南斗注生③，故求嗣者祷焉。《礼》称：高禖御带弓韣，又男子生，以弧矢射天地四方④。今易矢为弹，盖取诞子之义。苏洵氏以玉环易，归祷之，得二子轼、辙，为宋名贤，其灵响⑤如答。或传真人即周之张仲⑥，以孝友闻，有子。论孝弟为仁之本，而仁者必有后，故祈子而奉张仲，亦礼之以义起者，与世之奉神求嗣者，不独以其诚矣。

万历癸巳季春吉旦钱塘胡文焕书于文会堂

① 文昌化书：即《梓潼帝君化书》，为道教典籍，成书于元末。全书共四卷，系自传体，叙述梓潼文昌帝君历世显化的事迹。

② 霶（pāng 乓）：雨雪盛貌。

③ 南斗注生：语本《搜神记》卷三："南斗注生，北斗注死。凡人受胎，皆从南斗过北斗。"道教认为：南斗掌生存，故民间又称为"延寿司"，朝拜南斗，可增阳寿。北斗掌死亡，朝拜北斗，可得道成仙。

④ 高禖……四方：语见《礼记·内则》："子生，男子设弧于门左，女子设帨于门右。三日，始负子，男射女否。国君世子生，告于君，接以大牢，宰掌具。三日，卜士负之，吉者宿齐朝服寝门外，诗负之，射人以桑弧蓬矢六。射天地四方，保受乃负之。"高禖（méi 梅）：指媒神。高，通"郊"。清王引之《经义述闻·礼记上》："高者，郊之借字，古声高与郊同，故借高为郊……盖古本《月令》本作郊禖。"韣（dú 独）：弓袋。

⑤ 灵响：犹灵应。

⑥ 张仲：西周贤臣，性孝友，与尹吉甫共同辅佐周宣王，使周王朝得以中兴。

目　录

积阴德

　　《易传》曰："天地之大德曰生。"① 孟子曰："人皆有不忍人之心。"② 孟子之言，实本于《易》。盖天地以生物为心，人生天地间，各得夫天地生物之心以为心。所谓"有不忍人之心"者，天地之大德也。故德非自外至，吾心生生之理也。不观大舜之孝③所以为大乎？惟舜好生，而其德为圣人。天培其厚，而子孙保之者宜矣，故常存不忍人之心之谓德。夫人自其所不忍而达于其所忍，克无欲害人之心，敬老怀幼，矜孤恤寡，济人之急，救人之厄，自我施之，亦自我知之，而人之报与否弗知也，是谓阴德。或平日行与④心违，而一念一事，偶有合焉，非积也。即吾之分量所及，随感而应，以尽吾之心，念念事事，此心无间。如古语有云"在在行方便，时时发善心"⑤之谓。积阴德至是，吾之心，一天之心也⑥。一理感孚，天佑之福，不在其身，必在其子孙，何患乎不生

① 天地……曰生：语见《周易·系辞下》。
② 人皆……之心：语见《孟子·公孙丑上》。
③ 大舜之孝：《史记·五帝本纪》："舜父瞽叟盲，而舜母死，瞽叟更娶妻而生象，象傲。瞽叟爱后妻子，常欲杀舜，舜避逃；及有小过，则受罪。顺事父及后母与弟，日以笃谨，匪有解。"因此，后世称舜为"至孝"。
④ 行与：《螽斯》作"口是"。
⑤ 在在……善心：语本《明心宝鉴·继善》"日日行方便，时时发善心"。
⑥ 一天之心也：即与天之心一也，意为与天的善心完全一样。一天：《螽斯》作"天地"。一：同一，一样。

子？然此自一人之言也。《易》云积善之家，自一家之人言也。家之男女，一心一德。祖宗如是，子孙亦如是。如太王①之贤，有妃姜氏，文王之圣，有母太任②，武王之圣，有母太姒，成王之贤，有母邑姜③，子子孙孙，世济其美。夫是谓"积善之家，必有余庆"④，又何患乎不生子？故积德者，即《易》所谓积善也，此方内第一事也。

史记载：窦禹钧⑤，燕山人。年三十岁，无子，梦其祖父语之曰：汝无子且不寿，当早修行缘。禹钧为人素长者，可语以善，闻教即唯诺。今叙其事如下：

家僮盗铜钱二伯⑥万，虑事觉。有女年十二三，自写契券系女臂云：永卖此女与本宅，偿所负钱。自是远遁。禹钧见而怜之，即焚券，嘱其妻曰：善抚此女。妻某氏温厚仁慈，如禹钧言。及笄，为择良配，得所归。后仆闻之，感泣而还，诉前罪，禹钧竟不问。由是父子图禹钧夫妇像，晨昏祝寿。

某年元夕，于延庆寺阶侧得遗银⑦二锭、金三十两，持归。明旦诣寺，候失物者。须臾，一人号泣而至，问其故。对曰：父犯大辟⑧，遍恳亲识，贷金银若干两赎罪，

---

① 太王：即周太王，娶太姜以为妃。
② 太任：王季之妃，周文王之母。
③ 邑姜：周武王之妻，周成王之母。
④ 积善……余庆：语见《周易·文言传》。
⑤ 窦禹钧：其事迹见范仲淹《范文正公集·别集》卷四《窦谏议录》，《四部丛刊》本。文字内容与本书所录大同小异。
⑥ 伯：通"百"。《汉书·食货志上》："亡农夫之苦，有仟伯之得。"
⑦ 银：原本作"金"，据《螽斯》及下文改。
⑧ 大辟：古代五刑之一，即死刑。

昨暮因酒后至此失去，父罪不可赎，奈何！验实，遂以还之。

公居积殷富，自奉甘淡薄，其家人无金玉之饰，无衣帛之奇，每岁量所入，除伏腊①供给，赢余悉以济人。同家外姻，有丧不能举者，为出钱葬之，凡廿七丧。有女贫不能嫁者，为出钱资嫁，凡廿八人。故旧相知，虽有一日之雅，遇其窘迫，必择其子弟可委以财者，随量多寡，贷以金帛，俾之兴贩。由公而存活者数十家。四方贤士，赖公举者不可胜数。宅南建书舍四十间，聚书数千卷。礼文行之儒，延至师席。凡四方孤寒之士不能自给者，公给之，无问识不识，有志于学，辄听其自至。故诸子闻见博洽，皆成名儒。

后复梦祖父语之曰：汝三十无子，寿且促。曾告汝数年，汝听吾言，有阴德，今名挂天曹②，延算③三纪，赐五子荣显，以福寿终。及后，冢子④仪为礼部尚书，仲子俨为礼部侍郎，皆兼翰林学士。三子侃为左补阙⑤，四

① 伏腊：指古代两种祭祀的名称，"伏"在夏季伏日，"腊"在农历十二月。或泛指节日。
② 天曹：指道家所称天上的官署。《南齐书·顾欢》："今道家称长生不死，名补天曹，大乖老庄立言本理。"
③ 算：意为寿命。南朝宋·颜延之《赭白马赋》："齿算延长，声价隆振。"
④ 冢子：即嫡长子。冢，大。《左传·闵公二年》："大子奉冢祀、社稷之粢盛，以朝夕视君膳者也，故曰冢子。"
⑤ 左补阙：官名，唐武则天垂拱元年（685）置，秩从七品上，职责为对皇帝进行规谏及举荐人才，与拾遗同掌供奉讽谏。分左右补阙，左补阙属门下省，右补阙属中书省。北宋时改为左右司谏。

子偁①为左谏议大夫②、参知政事。五子僖为起居郎③。公年八十二岁，诀别亲戚朋友，谈笑而逝。诸孙并显赫，古今积德而蒙福佑者，窦禹钧最显著。谨录之以为世劝。

---

① 偁：窦偁字日章，蓟州渔阳（今属天津）人。后汉乾祐进士，仕后周与宋。太平兴国六年（981），迁左谏议大夫。七年，拜参知政事。同年卒，享年五十八岁，赠工部尚书。

② 左谏议大夫：官名，为郎中令属官，掌议论规谏，秦代始置。唐宋时，分置左、右，左隶门下省，右隶中书省。

③ 起居郎：官名，隋炀帝时始置，称起居舍人，属内史省。唐贞观初，于门下省置起居郎，废舍人，掌记录皇帝日常行动与国家大事。宋代负责记录皇帝言行。

固元气

吾之身，父母之身也。父母，一天地也。其所以生吾者，劳苦艰辛，千言万语难尽。始而怀抱，继而教育，长而婚娶。欲其光前裕后，子子孙孙，千枝万叶，父母生我之本心也。吾能不忍违父母之心，不忍纵欲以伤父母之遗体，便是孝顺，便是全此①生生之理，以合于天地，何患乎不生子？

天地之间，一气而已。气盛则万物生焉。不观春夏之交乎？气盛之际也，万物发生，资始流形，含弘光大，天地之精神何如哉！其命于人，气以成形，精神随气以凝焉者也。气盛则生子。子者，滋也②，即吾气之有余而滋息耳。《礼》云："三十而壮，有室。"盖自婴乳③而至④三十，气盛矣，精神完矣，至是有室，不亦宜乎？今之人，童年斫丧，淫纵无节，以至气日消损，精神枯耗，安望其生子乎？积阴德以培其本，又固元气以完其精，何患乎不生子？

元气之固，一言以蔽之，曰寡欲。盖寡欲则不妄交

固元气

五

---

① 全此：《螽斯》作"保世"。
② 子者滋也：谓子孙滋生繁衍。《史记·律书》："子者滋也，滋者，言万物滋于下也。"
③ 婴乳：《螽斯》作"婴孺"。
④ 至：原本脱，据《螽斯》补。

合，积气储①精，待时而动，故曰寡欲多男子。所谓欲者，凡心有所动即是欲。心主血而藏神，属手少阴，肾主精而藏志，属足少阴，心神外驰，则肾志内乱。其于交会之际，殊无静一清宁之气。其所泄者，同归腐浊而已。不能充其不忍人之心者，欲累之也。夫人而知寡欲，不但事从节省，更须心切禁止。苟心动则火炽，火炽则神疲，神疲则精滑，而元气之消损由之。尝②见人素苦无子，而欲心一动，竟不能节，何弗思之甚哉？诚致思焉，使不幸而无子，此身之外，尽属他人，富贵何益？且此气混沌开辟，绳绳③至今，自我斩绝，诚可哀也。

不忍之心，夫理之本然也。不忍违天理而忍于绝人欲，此是真大夫。今之斩绝物者，莫刃若也。忍字以刃加心上，此心知色之害人而能忍之，一如刃之斩绝乎物。虽未必绝欲，而其寡可必矣。

常人初用功夫，必也忍欲乎。自百日至半年、一年而上，鲜不效矣。故④云：上士异床，中士异被。又云：服药千剂，不如独卧一夕。彼营营于色欲而不能忍以节之，

---

① 储：《螽斯》作"持"。

② 尝：《螽斯》作"常"。

③ 绳（mǐn 敏）绳：绵绵不绝貌。《诗·周南·螽斯》："螽斯羽，薨薨兮。宜尔子孙，绳绳兮。"朱熹集传："绳绳，不绝貌。"

④ 故：《螽斯》作"古"。

譬如凌杯盛汤、羽苞蓄火①，气与精神，耗败渐②尽，甘忍弃身命，以绝子息，不亦愚也哉？又有挟阴术而称古圣之奇方，托阳药而害生民之真性，尤可畏也。

① 凌杯……蓄火：语本晋代葛洪《抱朴子·内篇》卷十三"不得其术者，古人方之于冰杯之盛汤，羽苞之蓄火也"。凌：冰。苞：通"包"。《荀子·非十二子》："恢然如天地之苞万物。"
② 渐：竭尽。《方言》三："渐，尽也。"

豫^① 调摄

吾人一身，攻之者众。内而喜怒哀乐，外而暑湿风寒，皆戕身之斧斤也。平日不忍此身为多欲戕害，善自调摄以养之。身既充盈，血气强壮，精神完固，何患乎不生子？

调摄之要功在心肾上。盖人之受治也，初生肾，天一生水也。次生心，地二生火也。肾主藏精，心主藏神，仙家配以坎离二卦。善摄生者，行止坐卧，念念不放，固守丹田，养其精神，远女色，节饮食，慎起居，息思虑，少嗔怒，去烦恼，戒燥暴^②，则肾水上升，心火下降，坎离自然交媾。在吾身之男女既合，而在外之男女自成矣。

诗曰：何用烧丹学驻颜，闹非城市静非山。时人若觅长生药，对景无心是大还。又云：却老扶衰别有方，不须身外觅阴阳。玉关谨守常渊默，气足神全身更康。诚于二诗得其旨焉，固元气，豫调摄，一以贯之矣。

---

① 豫：预备，与"预"义同。
② 燥暴：《螽斯》作"暴躁"。

薄滋味

夫人之积阴德、固元气而豫调摄者，必能薄滋味。盖人得元气以生，谷气以养，肉气以辅。肉气胜则滞谷气，谷气胜则滞元气。医家称五味之于五脏，各有所宜。若味有不节，则不知调摄，而所以辅养吾之元气者，非徒无益，为①害滋甚矣。且天之生人，皆有分限，不可过求，亦不得过用，暴殄天物，得罪于天。故能甘淡薄，亦积德以惜福也。五脏调和，气爽神清，精固身强，而出乎五味之上矣。

每日晨起食粥，推陈致新，利肠养胃，津液自生，四时不可一日缺。男女素有病者，食鸡鸭子、白犬肉，致伤精气，发诸病。且猪肉虽人常食，不可过，伤亦能令人无子。

夏月伏阴在内，调理尤难。心旺肾衰，肾化为水，至秋始凝而冬乃坚。故夏月不问老少，食味温暖为宜，腹中常暖，气壮精固。若肾水既衰，而五脏失调，以烧炙油腻之物滑之，必致溏泄，而经络亦被壅滞。

瓜桃生冷，极伤脾胃。葱、薤、大蒜、小蒜②，五辛不节，引动虚阳，则气耗精竭。莼菜、蕨粉俱冷精，最不宜食。

---

① 为：《螽斯》此前有"且"字。
② 小蒜：《螽斯》无。

酒虽陶情性，畅血脉，不知损肺败肾，烂肠腐胁，皆酒之为患也。有因酒后渴甚，饮水与茶，被酒引入肾脏，为停蓄之水，损精损气。

茶之为物，食饱后饮无妨，盖能消食也。最忌以盐点茶，名曰引贼入寨，又曰招虎入宅。何也？盐能下坠，引茶入于膀胱，下焦虚冷。金丹轻粉，误服必不能生子。

择鼎器

妇人之贤，亦必生于积德之家。其宜子者，心地平坦，骨格端正，情性温良，精神含蓄，肌肤细腻，语言清亮，皮肉坚厚，饮食淡薄。此为贤妇，自然生子，岂必其姿色之妍丽哉。其或心高气傲，不敬翁姑，悖逆夫子，怯弱痿黄，娇嫩光亮①，淫纵残忍，及颧高目弹，鼻大声雄，泪堂深，人中陷，万一有子，必落下愚。

妇人他症皆可疗，惟素病怯弱、崩损诸病，终难嗣育，尤宜调摄。

名医罗天益云：某年春，桃李始花。适遇雪厚数寸，有一园叟令举家击树堕雪，焚草于树下。是年本园大熟，而他处萧然。观此，则天地之气尚可以力转移之，况于人身乎？在善调摄而已。

凡男命或不宜子，则取女命之宜子者配之，庶几生育之功可成，亦移花接木之义。要之，积阴德，其根抵也。

---

① 亮：《螽斯》作"浮"。

炼药饵

无子之病，大略有三：一曰精寒，二曰精清，三曰精滑。寒者，虚弱也，宜温补。清者，虚未甚而有痰也，宜滋补降痰。若能蓄之久，则虽未能如厚者凝结成块，而真气亦完全矣。滑者，火也，即生子亦必夭于火症，宜涩、宜滋阴降火。如其德积气固而服此药饵，效可立见。至于妇人专以经之准否，验其病之有无，经不如期，慎弗妄接，静养以待时可也。方具于后。

大造丸

治男女一切虚弱、难于嗣育者，服此当有奇效。

紫河车一具，用男子初胎者佳。米泔①水净洗，用竹刀挑去筋内紫血，以老酒洗过，入瓶，重汤煮一日，捶烂如泥　生地黄四两，入砂仁末六钱　白茯苓一块，重二两，稀绢袋盛入磁罐内，好酒煮干，添酒七次，去茯苓、砂仁不用，只地黄一味研细为饼　败龟板须年久者良，童便浸七日，酥炙，二两　黄柏去粗皮，盐酒炒褐色，一两五钱　杜仲酥炙去丝，一两五钱　牛膝去苗酒浸，晒干为末，一两二钱　天门冬去心，一两三钱　麦门冬去心，净一两三钱　人参五钱，怯甚者倍之

共为末，连河车、地黄，石臼内捣极匀，再加酒米糊为丸，如桐子大，空心白汤或盐汤，临卧时服。冬月用好酒尤妙，夏月加五味子五钱。妇人加当归二两，去龟板。

---

① 泔：原本作"渫"，据《要语》《螽斯》改。

男子遗精、妇人带下，并加童便煅过牡蛎①粉一两五钱，每服七十丸。

真精妙合丸

治虚弱、阴阳俱耗者，男女并可服。

紫河车一具，制法同前　秋石②择童男女洁净无体气者，沐浴更衣，各聚一室，使相见而不使相亲。与以精洁饮食及盐汤，忌葱、韭、鲜肉、椒、茶等物，聚便名盈红，于旷野处熬成秋石，各另用瓦罐盛贮，盐泥固济，铁线扎定，打一火炷香为度，取出研碎，用新汲水隔纸三层滤过。再熬，再煅，如是七次，其色莹然如玉　人乳干四两，取壮实妇人初胎香浓乳汁置大磁盘内，烈日中速晒干　红铅五钱，须择女子洁净无体气者。平日以美饮食膳养之，候天癸初至，以铅打船样合阴户上，随到随取，中有凝结如粟米、如珠子，或三或五或七颗者，名曰枚子，尤妙。然北方女子多有之，南方人未易得也。既取，以澄过茯苓末收之

上为末，同河车和匀，炼蜜为丸，如桐子大。每服一二十丸，空心，白沸汤下。此以人补人之法，非草木之滋可比。服一服胜他药百服，苟能无间，可以长生。岂直生子而已哉！

千金种子方

沙苑蒺藜子此药细如蚕子，形如胡包而色微绿，极多假者，同州者佳。将二两微炒为末，又二两略捶碎，用水一大碗熬成膏　莲花蕊四两，金色者佳，红色者不可用　山茱萸鲜红有肉，去核，

---

①　牡蛎：原本作"牡厉"，据文义改。
②　秋石：丹药名。唐白居易《思旧》："微之炼秋石，未老身溘然。"明李时珍《本草纲目·人·秋石》："淮南子丹成，号曰秋石，言其色白质坚也。近人以人中白炼成，白质，亦名秋石，言其亦出于精气之余也。"

净，三两　覆盆子南者佳，去蒂心，二两，微炒　芡实去壳，净肉，四两　龙骨五色者佳，入沙罐内煅红，淬童便，凡七次，仍要挂井底三日，出火毒，五钱。如无井，冬用纸铺地上，霜中露七夜。夏月埋入地中，半月亦可

上各为细末，用福蜜一斤，入汤锅内，以纸拭去浮沫，候滴水成珠，收起听用。先以蒺藜膏和前药，再入炼蜜石臼内，杵千余下，丸如梧桐子大。每服三十丸，空心盐汤送下，须忌欲事三十日，愈久愈妙。如觉精气太秘，将交感之日，其早先以车前子一合，煎汤服之。此方不问阴虚阳虚，皆可通用，用之辄效。不图其妙之至于斯也。

还少丹

治右尺命门脉微细、阳事痿弱、精气不足，更能养血消痰，乌须黑发。

莲花蕊金色者佳，红者不用　生地黄　熟地黄怀庆者佳五加皮海州者佳　槐角子取二三粒成串者，多不用。以上各三两没石子①六个，三阴三阳，有孔为阴，无孔为阳

上药同入石臼内，将木杵略捣碎，用绢袋一个，长八寸、宽六寸，装药入磁坛内，以无灰好酒十斤浸之，春冬一月，夏十日，秋二十日。取药晒干，仍用木杵捣为细末，炼蜜丸，置薄荷末中。每午饭后服五十丸，以酒送下，其酒任意饮之，以醉为度。须连日饮尽，久之，恐味变也。以须发黑四验，若欠黑，可宜再服，多不过四料。

---

① 没石子：药物名，即"没食子"，又称"墨石子""无石子""无食子"等。

巨胜子丸

治右尺命门脉虚微欲脱、阳痿不举，久服则神安魄定、容泽颜舒，通神仙、延寿命，添精驻髓，益气补虚，壮筋骨、润肌肤，发白返黑，齿落更生，目视有光，心力无倦，行走如飞，寒暑不侵，疾病不作，忽不自知其儿孙之满堂矣。

熟地黄酒洗　生地黄酒洗　何首乌同黑豆九蒸九晒，各四两　巨胜子焙　白茯苓　川牛膝去苗，酒洗　天门冬去心　枸杞子　肉苁蓉去鳞心，酒浸三日　菟丝子酒煮，擂成饼　柏子仁夹纸捶，去油　天雄炮，去皮脐　酸枣仁　破故纸炒　巴戟去心　覆盆子去心　五味子　楮实　续断　干山药各一两　韭子炒　鸡头子　川椒去目　莲花蕊各净五钱　木香二钱五分　人参一两二钱

共为细末，春夏蜜丸，秋冬枣桃肉各十个，同药末杵千余①，丸桐子大，每服三十丸，空心白汤下。久服去天雄，加鹿茸，亦得。以上二方，专治阳虚之症。

加味虎潜丸

治左尺肾脉洪大虚数、精神短少、腰膝无力，补肾养血之圣剂也。

人参　黄芪　芍药炙　黄柏坚厚金色者，酒洗，炒褐色　当归酒洗　山药各一两　琐阳　肉苁蓉干而色淡者，酥炙黄色　甘枸杞子　虎胫骨酒浸一宿，酥炙黄　龟板同上，炙　菟丝子酒浸蒸，晒干，再浸再蒸，三五次方可为末，各五钱　破故纸炒

---

① 余：据前文及文义，疑此后脱一"下"字。

杜仲炒，去丝　五味子各七钱五分　牛膝酒浸，二两　熟地黄四两

上为末，炼蜜和猪脊髓为丸，如梧桐子大。每服百丸，温酒或盐汤下。此方专治阴虚之症。

天王补心丹

治思虑烦多、心神恍惚、惊忡健忘、心气不足、不能下交于肾者。

当归酒洗　五味子　天门麦门冬去心　柏子仁夹纸捶，去油　人参　茯苓　酸枣仁去皮油，各一两　玄参　丹参　桔梗　远志去心　石菖蒲去须，一寸九节者佳　辰砂水飞，各五钱　生地黄四两

上为细末，炼福蜜一斤和为丸，如梧子大，用辰砂为衣。每服三十丸，卧时，灯心竹叶汤下。

健脾丸

治脾胃薄弱、饮食不进或无味者。

白术米泔浸一宿　麸皮炒，二两　白茯苓二两　陈皮米泔洗，去白，晒干，二两　泽泻二两　猪苓一两　大麦芽　山楂肉　楮实麸炒　神曲　粉草煮　半夏姜汁炙　人参　黄连各净一两　木香　砂仁　青皮各五钱

上为细末，汤浸蒸饼和丸，如梧桐子大。每服五十丸，米饭饮送下。服此丸时，饮食常不可过饱，夜饭尤宜少用。临卧服之。夫脾居一身之中，受水谷，分清浊，以输荣卫之精气，犹国家之都转运也。使传送之官一失其职，则各腑俱受病，而元气不充矣。故以健脾终焉。

六味地黄丸

一妇人经事不调，即非受孕光景。纵使受之，亦不全美。宜服六味地黄丸。

熟地黄四两　山茱萸　山药各二两　牡丹皮　白茯苓各一两五钱　泽泻　香附米童便浸三次，炒，各一两　蕲艾叶去梗，醋煮，五钱

上为末，炼蜜为丸，如梧桐子大。每服七十丸，白沸汤送下。随后症作汤使，或另作煎剂服。

经水过期者，乃血虚也。宜四物汤，加参、芪、陈皮、白术服之。若肥白人，是痰多，宜二陈加南星、苍术、滑石、芎、归、香附之类。

经水不及期者，血热也。四物加芩、连。肥人亦兼痰治。色紫黑者，同血热论。

经将行而作疼者，气滞也。用归身尾、香附米及桃仁、红花、黄连以行之。或加四物、莪术、玄胡索、木香，热加黄芩、柴胡。

经行后作疼者，血气虚也。八物汤。

夫人之病，虽曰万有不齐，然推其本原，不外乎气血及虚实寒热而已。以上诸方，斟酌精确，配合和冲，诚种子之仙方也。但不可执一，在明理者，自以身体择而用之。

妇人调经不可不慎。岐伯曰："女子七岁，肾气盛，齿更发长。二七而天癸至，任脉通、大冲脉盛，月事以时

下也。"①天谓天真气降，癸谓壬癸，水名，故云天癸也。然冲为血海，任主胞胎，肾气全盛，二脉流通，经血渐盈，应时而下，所以为之月事者。平和之气，以一月为期，上应月之盈亏，故名月水。应其期则平，失其期则病。先期者，血热也。过期者，血虚也。过期而色淡者，有痰也，或曰虚也。经行而成块者，气之凝也，或曰风冷乘之也。将行作疼者，气滞也。行后而疼者，血气俱虚也。经水紫黑者，气血俱热也。若遇经行时，最宜谨于将理。将理失宜，似产后一般受病，轻则为宿疾，重即危矣。盖被惊则血气错乱，经脉斩然不行。逆于身，则为血分、劳瘵等病。若其时劳力，则生虚热，变为疼痛之根。若恚怒②则气逆，气逆则血逆。逆于腰腿则痛肿，过期即安也。逆于头腹、心肺、背肋、手足之间，则遇经行时，其症亦然。若极怒则伤肝，而有眼晕、胁痛、呕血、瘰疬、痈疡之病。加之经血渗漏于其间，遂成窍穴淋沥，无有已也。凡此之时，中风则病风，感冷则病冷。久而不愈，变症百出，有③不可言者。所谓犯时微若秋毫，感病重如山岳，可不畏哉。

又曰：经脉不通日久，此非细事，实为沉病。若是室女，经脉不通，初因贪食酸咸之物，遂至血脉干涸，变成劳疾。若因经脉④正行，误食热面，生冷，房室，遂成此

---

① 岐伯曰……以时下也：语见《素问·上古天真论》。

② 恚（huì 会）怒：恼怒，生气。

③ 有：原本脱，据《螽斯》补。

④ 经脉：《螽斯》作"血脉"。

疾。腹内颗块，误认为胎。时日稍深，必见困敝。

又云：精兼气血，兼水火，兼阴阳，总属肾与①命门二脉，以沉静为平。若命门脉微细或绝，阳事痿弱，是为阳虚，法当补阳。若命门脉洪大鼓击，阳事坚举，是为相火妄动，法当滋阴制火。又若肾脉洪大，或遗精或尿血，未交易兴，既交易泄，真元不固，是为阴虚，法当补阴。若肾脉虚微太甚，别无相火为病，阳事不举，强行房事，未交先痿，或所泄②，清淡微薄，法当阴阳双补。

调元

阳虚，右尺命门脉细微，阳痿精清，还少丹、巨胜子丸。阴虚，左尺肾脉洪大，或数遗精、尿血、淋涩等③，丹溪大补阴丸加味虎潜丸。若相火妄动，阳事数举，右尺命门脉洪大，此谓水不胜火，与阴虚同治法。补阴则火自降也。阴阳俱虚，两尺脉微弱无力，真精清薄，八味丸、补天丸。

调经

先期者，血热。四物加芩、连之类。

过期者，血虚。四物加参芪、白术、陈皮之类。

过期而色淡者，有痰。二陈加芎归之类。

经水紫黑色及有块者，血热。四物加芩、连、香附之类。

---

① 与：原本作"于"，据《蟊斯》改。
② 泄：《蟊斯》此后有"精"字。
③ 等：《要语》此后有"症"字。

若见肾肝脉迟微、小腹冷痛①，属寒。四物加炒干姜之类。

若将行而作痛者，血实气滞，四物加醋炒莪术、玄胡索、木香。挟热加黄连、柴胡。或四物加桃仁、红花、香附之类。

行后而作痛者，气血俱虚。八物汤。

经行不止。四物加阿胶、地榆、荆芥穗之类。

安胎

胎痛，乃血少也。四物加童便制香附，共为末，紫苏汤调下。有所激触而痛者，芎归汤探之。

胎动，属火。四物加条芩之类。

胎动不安及下血，《集验方》秦艽汤。

胎动下血，或因房室不节，有所触动。四物加胶艾、条芩、白术之类。

妊娠恶阻，肥人有痰，瘦人有热，胃气不安。人参橘皮汤、保生②汤，《集验》青竹茹汤。怀胎不问几个月日，但觉胎气不安，腰腹微痛，饮食不美。安胎饮。

便产

妊娠七八个月，恐胎气展大难产，宜服束胎丸。

妊娠八九个月，肥厚膏粱之人，胎气壅隘，宜服枳壳散，间二三日一服。或达生散、救生散。

临月用③神寝丸、三合济生汤。

---

① 痛：《要语》此后有"者"字。
② 生：《要语》作"产"。
③ 用：原本脱，据《要语》补。

若难产，用催生丹、遇仙丹、如圣膏、猪肝蜜酒法。

胎衣不下，或血干，或①血冷凝涩，当用夺命丹、牛膝汤，或如圣膏。

一方用红花一两，酒煮，浓汁服之。

一法令产妇自衔发尾在口，呕吐即下。

---

① 或：原本脱，据《要语》补。

时交感

夫男子之精神既固，女人之经事已调，则种子乃其时矣。经到之日，男女各斋素三日，勿饮酒、勿茹荤①、勿劳心劳力、勿大喜大怒。如前条云云。

清心息虑，瞑目静坐，惟寄心神于呼吸之间。候经尽之日，先对此女说知，至半夜子时，方行夫妇之事。将泄，急以左手向后抠起女人右腿，令其屈而前，则右边子宫自闭，左边子宫自开，阳精直射其中而成男胎矣。方云：实阳能入虚阴，谓男子阳精充实，适值女人经后，血海虚静，子宫正开，与之交合，是谓投虚。

经尽一日、三日、五日交会者，成男；二日、四日、六日者，成女。取奇阳偶阴之象。过六日者，无用矣。或又云：前三日，新血未盛②，精胜其血，血开裹精，必成男胎。后三日，新血渐长，血胜其精，精开裹血，多成女胎。至于夜半后、生气时交会，尤宜。切记。

三十时辰两日半，二十八九君须筭。落红将尽是佳期，金水过时空撩乱。撩乱之时枉用功，树头树底觅残红。解得花开能结子，何愁丹桂不成丛。

解曰：一日十二时，两日半，总三十时辰。盖妇人月

---

① 荤：原本作"晕"，据《螽斯》改。
② 盛：原本作"成"，据《要语》改。

信来，止^①有两日半。假如初一日子时月信来，数至初三日巳时是也。当此箅之落红将尽，乃是月信行至二十八九时也。佳期指阴阳交姤也。盖此时子宫开而纳精也。金水即月信。若过此时，子宫已闭，而不纳精矣。若金水有过不及者，是血脉不调。宜服前各证药饵也。

结胎受形

洞里桃源何处寻，都来一寸二分深。交欢之际君须记，过却区区枉费心。

解曰：洞里者，阴户也。桃源者，子宫也，在阴内一寸二分深。泄精之时，不可深入。深入则泄精他处，胎不结而子难成，是区区无益也。若值桃源，定生男产女。

论虚实

他虚我实效乾坤，以实投虚是的真。总是两家皆寡欲，佳期相值始相亲。

解曰：男寡欲则实，女寡欲则虚。又值落红将尽，佳期调琴鼓瑟。阳先阴后，阳精先至，而阴血后来，则血裹精而乾道成。阴血先至，而阳精后冲，则精冲血而坤道成。结胎之后，更不可搅乱。若恣一时之乐，胎亦动摇，至子将成复交媾，必多风疾，俗谓之胎病。

占男女诀

双岁是双单是单，乾坤爻位两头安。中间正位玄机事，产女生男在此间。

解曰：上爻为父，下爻为母，中间正位为下种之月。

时交感

二三

---

① 止：原本后衍"是"字，据《蠡斯》删。

假如父母年俱是单，若单月下种，是得乾卦为男。父母年俱是双，若双月下种，是得坤卦为女。余皆仿此。下种之月，以得节气为准。如正月内得二月节，作二月算。若节气交度之际，慎不可交接下种，犯之恐成半阴半阳，损胎夭折也。慎之，慎之。

☰乾为父，☳震为长男，☵坎为中男，☶艮为少男。《易》曰阳卦多阴是也。

☷坤为母，☴巽为长女，☲离为中女，☱兑为少女。《易》曰阴卦多阳是也。

七七四十九，问娘何月有。除却母生年，单奇双是偶。奇偶若不常，寿命不长久。

解曰：先下四十九数于算盘，乃加上其母受胎月数，总之得多少数是总数，中除却母年，单是男，双是女。若单而生女，双而生男，定有夭折之灾。

假如四十九数，若值正月受胎，是数五十，其母年三十一岁，除却母年，此数是余一十九数，九则为单，单则男矣。余仿此。

古今此法少人知，别是天机一段奇。寄与世间无嗣者，生男生女定无疑。要知产女生男法，似向家园下种时。

或男子阳精微薄，虽遇女血海虚静之日，泄而不时，多不成胎。盖因平时嗜欲不节，流泄太损所致。法当补益精元，十分用工夫存养，候阳精充实，方可按投虚之法。

或女人阴血衰弱，虽投真阳强盛之精，不能摄入子宫。是以交而不孕，孕而不育。必因病后、产后、经后，将理失宜，易动过节，亏损阴血所致。法宜调经养血，交感之前三日，决不可食盐。盐之为物，其害最^①大。然自有盐政以来，百姓日用，而不知其害者众矣。今倡为之说，而欲绝之。其有不疑且骇者乎？欲为求子^②万全之计，勿食可也。昔河南杞县张御史之母，中岁无儿，得我秘诀，断盐三年，以后连生四子。今纵不能断，淡淡食之，又何伤乎？

凡男女交媾，最忌酉、戌、亥时。天地至此而人消物尽，人身至此而精竭神疲。所生之子，必多夭折。最宜用子时，生子上寿聪明。其次用丑时。然所谓子时者，不必求之刻漏，但如常熟睡而醒，即自家之子时也。经曰：莫向天边寻子午，吾身自有一乾坤^③。正此之谓也。

平日大小便时，切记闭口咬牙，收敛真气。种子时，则不复拘检，令其尽数倾倒，所生之子，当异常人。

交感之后，至一月经水不至，即成胎矣。此后切忌淫戏。盖儿在胎中受母之气，母气足则儿气全。若淫戏一度，则母必输阴精以应阳之求，而儿缺一日之养矣。况阳精著于胞胎，即成火毒，百病皆从此生。为人父母，独不能忍一时之欲，而遗其子终身之害乎？

世之小儿夭于痘者，十常七八，甚可哀痛。又有制为

---

① 最：《螽斯》作"甚"。

② 子：《螽斯》此后有"者"字。

③ 经曰……乾坤：此句盖引自《悟真篇》，但此书流传版本较多，文字多有差异，且古人引书较为随意，多括取大意而已。《悟真篇》为宋张伯端所撰，是继汉魏伯阳《参同契》之后的又一重要丹经著作。

稀痘等剂，有验有不验。其或验者，亦偶然耳，非探本之论也。岂知人本无痘，而所谓痘者，乃父母欲火之所为耳。汉以前未尝有此病，故痘之名不经见，而治痘之法亦不传。可见古人质朴，不似今人纵欲若此之甚也。痘毒乃先天之气，而治痘则后天之功，何益于事？诚能于受胎之后再不相接，则子可以无痘。就使时气渐染，所出亦必不多，此至理也。宝之，宝之①。

夫儿之在胞也，其带系于肾，而气悬于脾。故安胞者莫要于健脾而清火。法用白术四两，米泔水浸一宿，取起晒干，剉碎，一两以陈壁土炒，一两以麸皮炒，一两以砂仁炒，一两以归身炒，夏加酒炒，黄芩二两，春秋一两，冬五钱，共为细末，炼蜜为丸如梧桐子。每服七十丸，空心米饮送下。不惟安胎，更能稀痘。母子咸受其益，非至人，其孰能与于斯。

妇人平日固当调摄，至有胎之后，尤宜防护。古有胎产杂忌，并宜遵守。

盖母食热则乳热，母食寒则乳寒，食辛燥之物则乳毒。有是数者，子受其害矣。可不慎哉。《正俗方》云："怀孕妇人，性②宜宽慈，无妄忧愁，目不邪视，耳不倾听，安坐稳行，以防③不测。"

《医方妙选》云："婴儿所以少病痛④者，由其母怀妊

---

① 宝之宝之：《螽斯》作"慎之，慎之"。
② 性：原本作"姓"，据《螽斯》改。
③ 防：原本作"妨"，据《螽斯》改。
④ 痛：原本作"痈"，据《螽斯》改。

时时尝少劳，运动血骨，故气强而胎养盛也。若不运动，则血气微，胎气弱，婴儿软弱易伤，必致多病。"

又云："欲子美好，玩白璧，观孔雀。欲子贤能，宜看诗书，务和雅。"或云：用好雄黄一二两，以贮绢囊佩之，能辟邪生男。

《本草》云："怀孕妇人佩萱草花，生男子。其花一名鹿葱，一名忘忧，一名宜男。"

凡妇人妊娠八月，切忌饮酒怒叫，恐产时心神昏乱。切不可多睡，须时时行步，不宜食粘硬难化之物，不可乱服汤药，亦不用妄行针灸，听信师巫。须要宽神，减思虑，不得负重或登高涉险。或偶然胎不安、腰痛者，须求安胎药，得安即止。预先设床帐厚铺，茵褥周密，使无孔窍，免被贼风所伤。夏月亦然。常焚香，令洁净。既觉欲产，不得喧闹，人口杂乱，大小怆惶。

妊妇最忌：睡热炕。饮烧酒。食煎炒炙煿之味。食葱、韭、薤、蒜、胡椒、茱萸。鸡肉不可与糯米同食，令子生寸白虫。食羊肝，令子多厄。鲤鱼不可与鸡子同食，令子成疳，多生疮。食犬，令子无声音。食糜脂及梅李，令子青盲。食兔，令子缺唇。鳝鱼与田鸡同食，令子喑哑。鸭子不可与桑椹同食，令子倒生，心寒。食鳖，令子项短及损胎。食雀脑，令子雀目。雀肉与豆酱同食，令子面生鼾黑子①。豆酱与藿食，堕胎。食冰浆，绝产。食浆水粥，子骨瘦，不成人。食茨菰，极能消胎气。食雀肉、

---

① 鼾（gǎn 敢）黑子：即黑斑。

饮酒，令子无耻多淫。食山羊，令子多病。食子姜，令子多指生疮。食螃蟹，令子横生。食驴骡马肉，过月难上①。

① 上：疑当作"产"。

择天时

　　夫求嗣者，上承宗祖，下启后裔，诚非细故。然而主宰之者，大父母也。须齐明盛服，祷告天地，择吉日而后行事，亦取[①]妻必告之意也。春甲乙寅卯巳午，夏丙丁巳午戊己，四季戊己庚辛，秋庚辛申酉壬癸亥子，冬壬癸亥子甲乙寅卯。如经尽之期，偶不相值，就迟两三日不妨。必得吉日为妙，仍须天朗气清之候。

　　二月望日，值酉时正午，斯时也。震兑列左右之门，坎离定上下之位，三垣二十八宿各安其所，盖天地之间值者也。吾人能顺此时而交感，当生贤圣之人。

　　忌男女本命之日，即生年也。

　　忌甲子、庚申之日，及春、秋、冬三季丙丁之日。

　　忌晦朔弦望及每月廿八，以人神在阴故也。

　　忌十恶大败日。诗曰："十恶大败须当忌，龙蛇出穴即难分。凡事作为逢此日，仓库金银化作尘。"甲己年（三月戊戌，四月癸亥，十月甲申，十一月丁亥）。乙庚年（四月壬申，九月乙巳）。丙辛年（三月辛巳，九月庚辰，十月甲辰）。戊癸年（六月己丑）。丁壬年（无）。

　　忌破碎杀，又名红沙杀。诗曰："造屋遭焚商不回，病人犯者势须危。嫁娶损夫家必败，作事般般不可为。"

---

　　① 取：通"娶"。《诗经·齐风·南山》："取妻如之何，必告父母。"《白虎通》引《诗经》皆作"娶"。

子午卯酉月，忌己。辰戌丑未月，忌丑。

忌枯焦日。诗曰："九空焦埃世间流，十人犯者九人愁。嫁娶逢之无子息，养蚕种地亦无收。"正辰、二丑、三戌、四未、五卯、六子、七酉、八午、九寅、十亥、十一申、十二巳。

忌荒芜日。诗曰："入宅嫁娶损人丁，山中无鸟水无鳞。船亦遇风兼火盗，值此荒芜岂可行。"正巳、二酉、三丑、四辰、五申、六子、七卯、八未、九亥、十寅、十一戌、十二午。

忌灭没日。诗曰："弦日逢虚晦遇娄，朔辰遇角望亢求。虚鬼盈牛为灭没，造作婚姻百事休。"

忌月忌日。诗曰："初五逢之宅母亡，十四犯着身自当。行船落水并官事，只因犯了二十三。"

忌杨公忌日[①]。诗曰："神仙留下十三日，作事所为皆不得。人生出世若逢之，巴巴结结难遇日。"正月十三，二月十一，三月初九，四月初七，五月初五，六月初三，七月初一并二十九，八月廿七，九月二十五，十月二十三，十一月廿一，十二月十九。

忌冰消瓦解日。正巳、二子、三丑、四申、五卯、六戌、七亥、八午、九未、十寅、十一酉、十二辰。

忌四绝日。立春、立夏、立秋、立冬前一日是也。

---

① 杨公忌日：民间传说，古时一杨姓人家的十三个儿子相继死于瘟疫，其长子即死于农历正月十三，故后人凡婚姻嫁娶喜事，均不用农历正月十三。又相传唐代风水宗师杨筠松根据二十八星宿顺数，制订了"杨公十三忌"，即文中所举时间。

忌四离日。春分、秋分、夏至、冬至前一日是也。

忌二社、三伏、四时、八节日。

今将逐月忌日列成定局，以便检择。

正月忌日：初一、初五、十三、十四、十五、廿三、廿八，晦、弦，立春、立春前一日，雨水，辰、巳，寅、申、巳、亥、戌并乙、未、辛、酉日四冲不收日。

二月忌日：初一、初五、十一、十四、十五、廿三、廿八，晦、弦，社、惊蛰、春分、春分前一日，子、丑、酉，子、午、卯、酉、乙、未、庚、申四冲不收日。

三月忌日：初一、初五、初九、十四、十五、廿三、廿八，晦、弦，清明、谷雨，丑、戌，辰、未、申、酉四冲不收日。

四月忌日：初一、初五、初七、十四、十五、廿三、廿八，晦、弦，立夏、立夏前一日，小满，未，寅、申、巳、亥、未、酉、辰并壬、子、丙、戌四冲不收日。

五月忌日：初一、初五、初六、初七、初九、十四、十五、十六、十七、十九、廿三、廿五、廿六、廿七、廿八、廿九，晦、弦，芒种、夏至、夏至前一日，卯、申。

六月忌日：初一、初三、初五、十四、十五、廿三、廿八，晦、弦，子、戌，子、辰、戌、丑、未并壬、子、癸、亥四冲不收日。

七月忌日：初一、初五、十四、十五、廿三、廿八、廿九，晦、弦，伏、立秋、立秋前一日、处暑，酉、卯、亥，寅、申、巳、亥并乙、卯日四冲不收日。

八月忌日：初一、初五、十四、十五、廿三、廿七、廿八，晦、弦，社、白露、秋分、秋分前一日，午、未，子、午、卯、酉并辛、丑、甲、寅四冲不收日。

九月忌日：初一、初五、初九、十四、十五、廿三、廿五、廿八，晦、弦，寒露、重九、霜降，亥、寅、未，辰、戌、丑、未并乙、卯日四冲不收日。

十月忌日：初一、初五、十四、十五、廿二、廿三、廿八，晦、弦，立冬、立冬前一日、小雪，寅、亥，寅、申、巳、亥并壬、申、丙、午日四冲不收日。

十一月忌日：初一、初五、十四、十五、廿一、廿三、廿八，晦、弦，大雪、冬至、冬至前一日，酉、申、戌，子、午、卯、酉并壬、辰、丁、巳日四冲不收日。

十二月忌日：初一、初五、十四、十五、十九、廿三、廿八，晦、弦，小寒、大寒，辰、巳、午，辰、戌、丑、未并丁、巳、丙、午日四冲不收日。

尤忌大寒大暑、大风大雨、雷电虹霓、天地晦冥、日月薄蚀与夫山崩地动之时，并不宜交感。

凡受孕之后，切避忌胎杀所游，如经云：刀犯者形必伤，泥犯者窍必塞，打击者色青黯，系缚者相拘挛，甚至母殒，验若反掌。

日游胎杀：子午在碓①，丑未在厕，寅申在炉，卯酉在门户，辰戌在栖，巳亥在床。

月游胎杀：正月在房床，二月窗户，三月在门堂，四月在炉灶，五月在身床，六月在床仓，七月在碓磨，八月

在侧户，九月在门房，十月在房床，十一月在炉灶，十二月在床房。

十干游胎杀：甲己日在门，乙庚日在碓磨，丙辛日在井灶，丁壬日在厨廨，一曰仓库，戊癸日在房床，一曰米仓。

十二支日游胎杀：子丑日在中堂，寅卯辰酉日在灶，巳午日在门，未申日在篱下，戌亥日在房。

六甲胎神：春子午，夏丑未，秋辰戌，冬巳亥。

男女之命有犯天狗者，须择黄道、神在、敬心、普护、生气、益后、续世、文昌、母仓、吉神之日，画张仙打弹图一幅，挂于房中，务令洁净，夫妇朝夕礼拜祈祷，须常存恭敬之心，乃始灵应。朔望之日，仍备香烛、楮马、五色粉圆，或羊、或猪首、或白雄鸡，一祭之。

已上八条工夫，可谓密矣。然而犹未至也，进而求之，不有所谓合造化者乎？

合造化

今夫天何如其高明，今夫地何如其广厚，而元气之充塞于两间者，又何如其盛大也！然其所以造化万物者，曰春生、夏长、秋敛、冬藏，一岁之中生一而已。吾人藐焉之身，所得于天地者几许？顾无分于四时，纵欲而不知节乎？自贫道视之，生一幸矣。即生子，亦岂能尽善哉！真欲求嗣者，必取法于造化，斯能百发百中。法之何如？正月虽泰卦用事，然寒气尚未除，阳气尚在内，宜固守精神。二月、三月，天地和同，阴阳摩荡，生气至此盛矣。男女交媾，宜及此时。《礼》云："玄鸟至，天子以太牢祀于高禖，后妃帅九嫔御。"是古先圣王以此道自为也。《周礼》以仲春会合男女，是古先圣王以此道教民也，岂非万世之所当法者哉！四月纯阳无阴，谓之亢。五月，一阴始生，近于争。六月大暑、七月处暑，并不宜近女色。八月、九月，时气清凉，可暂一二举。然以天道言之，终是杀气，而非生气。以人道言之，阳自外伏，而非内出，非自然之理也。能绝之，尤妙。十月纯阳，鸡且不乳，况于人乎？十一月，一阳初生，安静以养之，尤惧有失，况可妄自作为耶？先王以至日闭关，商旅不行，后不省方，良有以也。十二月，风气严凝，寒威凛烈，慎勿妄泄。泄之，多致伤寒。信能遵行此语，便与天地相似，多子何足言哉！

道人讲论至此，予故谓之曰："天下日有万生，岂尽须若此。"曰："否。凡气盛者，皆能生育。然大率计之，亦止十存五六。故生子者，未必尽遵此诀。而能遵此者，必不致于无子。吾传此术，盖兼天地人而修之，令人求之必得，得之必寿且聪明，富贵所以著，救夫善人耳。如公言，顾易之耶。"予敛容谢之。

又曰："吾昔尝受此诀于家师也。"再拜而受命曰："敬之哉！汝持此以游四方，使遇其人而不传，与非其人而妄传者，皆有阴谴。今亦以命汝。"

校注后记

一、《广嗣须知》编撰始末

《广嗣须知》由胡文焕于万历年间编校成书，其主要资料来源于明代蔡龙阳所撰的《蠡斯集》，并采摭了明代俞桥《广嗣要语》的部分内容。兹对胡文焕的生平行谊和《广嗣须知》的编撰始末略加考证。

1. 胡文焕生平行谊

胡文焕，《明史》无传，记载其生平事迹的文献不多。明代莫旦《大明一统赋》卷端题："国子监学正臣莫旦谨撰，国子监生臣胡文焕校。"《四库全书总目》卷一一四子部艺术类存目"《文会堂琴谱》六卷"条："明胡文焕撰。文焕字德甫，号全庵，一号抱琴居士，钱塘人。"《道光耒阳县志》卷十一《职官·县丞》："胡文焕，号全庵，浙江钱塘人，监生，万历四十一年任。"又《光绪兴宁县志》卷十一《秩官》："胡文焕，字德甫，钱塘县监生，万历间由耒阳县丞署兴宁。存心清洁，运政平民，不两月，民颂大兴。"可见，胡文焕字德甫，号全庵，又号抱琴居士，浙江钱塘（今属杭州）人。胡氏虽曾就读于国子监，却无科第的荣耀，故其官运不佳，仅任过县丞之类的小官。

胡氏生卒年不详，据其刻印书籍所题年月判断，主要生活在明神宗万历年间。除了全庵与抱琴居士两个别号之外，据向志柱《胡文焕〈胡氏粹编〉研究》一文考证，胡文焕尚有十多个其他别号，如西湖醉渔、全庵子、全庵道人、全庵居士、全庵道玄子、洞玄子、洞玄道人、守拙道人、全道子、觉因、白衲主人等。从这些别号可以看出，胡氏对佛、道两家的思想和著作均有研究，这与其在《寸札粹编》序后所钤"三教一家号全庵"的印章内涵颇为一致。

胡氏深通音律，善鼓琴，一生刻书众多，其所署堂号以文会堂最为人知。清代丁申《武林藏书录》称胡氏"尝于万历天启间，构文会堂藏书，设肆流通古籍，刊《格致丛书》至三四百种，名人贤达多为序跋"。又据王宝平《明代刻书家胡文焕考》一文考证，胡氏堂号至少还有以下五种：思莼馆、洞玄山房、觉因山房、益寿斋及全初庵。

胡氏所刻书多汇编成丛书，主要有《百家名书》《格致丛书》《寿养丛书》等百余种，其中收录多种养生类与胎产类医书，且不乏秘册珍函。然而，胡文焕作为书商，编刻书籍的主要目的在于谋取利润，故又因其杂采诸书，随刻随印，且常任意增删，变换名目，多为后人所诟病。《四库全书总目》卷一三四子部杂家类存目"《格致丛书》"条："是编为万历天启间坊贾射利之本，杂采诸书，更易名目。古书一经其点窜，使人厌观。且所列之书亦无定数，随印数十种，即随刻一目录，意在变幻，以新耳目，冀多售，故世间所行之本，部部各殊，究不知其全书凡几种。"

实际上，明代刻书普遍存在校勘不严、随意增删的恶劣风气，书坊刻书尤甚。叶德辉《书林清话》卷七称"昔人所谓刻一书而书亡者，明人固不得辞其咎"，所指即是这种刻书风气造成的严重后果。胡氏将蔡龙阳《螽斯集》改编成《广嗣须知》，并收进《百家名书》与《格致丛书》，其初衷似为保存蔡氏著述，但又因其随意改窜，反而丧失了《螽斯集》的本来面目。如今《螽斯集》原书早就散佚无存，从《广嗣须知》中已经无法一一辨认出哪些内容属于蔡氏的原作。

2. 从《螽斯集》到《广嗣须知》的流变

蔡龙阳所撰《螽斯集》，除了《万历青浦县志》卷五著录外，明代文献书目亦多有收载。明末殷仲春《医藏书目·化生函》著录："《螽斯集》一卷，蔡龙阳。"明末徐兴公《徐氏家藏书目》卷三亦载有《螽斯集》一卷，归在子部道家类，与《摄生要义》《多男三炼法》《养生类纂》等调摄养生类著述列在一处，且不题撰人名氏。清代书目则罕有著录。清末丁立中《八千卷楼书目》卷十《子部·医家类》载："《螽斯集》一卷，明姚言撰，原刊本。"书名、卷数相同，而撰者已题为明代姚言。丁氏藏书后多归于今南京图书馆收藏，未知此书是否尚存。又经检索，国家图书馆藏有《螽斯集》两本，一为明刻本，一为清抄本，著者均据序题为明代姚言撰，此与丁氏著录相同。明刻本版式行款：半页9行，行18字，小字双行同，白口，四周单边，单鱼尾。此书已破损缺页，未获阅览，其具体内容未详，与丁氏藏本是否为同一版本尚不得知。至于清抄本，遍检全书，亦未发现任何有题姚言所撰的序跋，疑国家图书馆著录有误。

　　将清抄本《螽斯集》与今本《广嗣须知》比照，两书目录完全一致，即均分为九节，但前者实际上少了"择天时""合造化"两节，却多出胎产内容，并占据全书近一半的比重，且前后半部抄写字体不一，抄本也将"固元气"误作"固原气"。据此可知，此抄本以《螽斯集》为主，杂抄众书，且非出一手。再与《广嗣要语》比较，《广嗣须知》书中"调元""调经""安胎""便产"等部分内容几乎原样采自《广嗣要语》。又"大造丸""还少丹""巨胜子丸""加味虎潜丸"四个丹药，虽两书中药方名称相同，但两者具体的配药与炮制方法却差距较大，且《广嗣须知》的内容更为详细。另外，《广嗣须知》还采集《广嗣要语》卷一中"调理精血论""直指真源论"等少数文字，并与"微阳不能射阴图""实阳能入虚阴图"等内容混编。可见，胡文焕在编校《广嗣须知》时，对采自《广嗣要语》的内容做过细致的调整与改编。因蔡汝贤《螽斯集》原书已佚，《广嗣须知》书中哪些内容为蔡氏的原著，目前已无法一一细考。

二、《广嗣须知》版本源流

　　明万历年间，胡文焕将蔡龙阳《螽斯集》重新编校而成《广嗣须知》，并先后收入胡氏所编刻的《百家名书》与《格致丛书》两部大型丛书之中。但遍检历代各类文献书目，罕有著录《广嗣须知》。较早著录此书的是日本著名汉医学家丹波元简，其《聿修堂藏书目》载："《广嗣须知》一卷，一册。系于《百家名书》本，不著撰人名氏。"元简之子丹波元胤《医籍考·方论五十一》亦载："蔡氏龙阳《螽斯集》，《医藏目录》一卷。存。按：是书《百家名书》中所刻，改名题曰《广嗣须知》。"《中国古籍善本书目·丛部》：《百家名书》，明胡文焕编，明万历胡氏文会堂刻本，存七十五种一百六十九卷，其中包括《新刻广嗣须知》一卷，不题撰者名氏，中国科学院藏。《中国古籍总目·丛书部·杂纂类》：《格致丛书》，存三百三十三种，明胡文焕编，明万历间胡氏文会堂刻本。因各藏书单位所存种数不一，唯有日本京都大学所藏含有《新刻广嗣须知》一卷，著者题为"蔡龙阳撰"。《中国古籍总目·丛书部·杂纂类》又收录《百家名书》，存七十五种，明胡文焕编，明万历间胡文焕刻尚论斋汇印本，内有《新刻广嗣须知》一卷，无撰者名氏，中国科学院藏。

严绍璗《日藏汉籍善本书录·子部·医家类》载：《新刻广嗣须知》不分卷，（明）蔡龙阳撰、胡文焕校，明刊本，共一册，内阁文库藏本，原江户时代医学馆旧藏。既然是江户医学馆旧藏，据前文丹波父子的著录，此所谓明刊本当非单刻本，而是胡文焕《百家名书》本的零本。又经检索日本所藏中文古籍书籍库，获知日本公文书馆亦藏有《百家名书》本，著录为：明胡文焕编。

通观以上所述实情可以看出：历代书目文献的著录多有差异，尤其是编撰者题名分歧较为明显，鉴于《广嗣须知》成书的具体情况，此书编撰者题名应为"明胡文焕编"，且此书的刻本形式仅有胡氏的丛书本，无单行本的刊刻与流传。

今存《广嗣须知》均为胡氏汇刻之丛书本，或据胡氏本抄录的抄本，后世亦未曾翻刻过胡氏刊本。必须指出的是，现存《百家名书》的版式、字体均与《格致丛书》相同，即皆为半页10行，行20字，白口，左右双边，白鱼尾。由于上鱼尾下方有"○"符号，有人亦称为花鱼尾。且依卷端题名，子目各书名前均冠"新刻"二字，此乃书商刻书的一贯风格。经详细比照，两种丛书本除了墨迹稍异，其余均无差别，当为同一刻版不同时期的印本，即《广嗣须知》之《百家名书》本与《格致丛书》本实为同一版本，只是《百家名书》本印制的时间更早一些而已。除了刻本之外，上海中医药大学图书馆藏有清抄本和日本抄本。清抄本胡氏序前钤有"余姚谢氏永耀楼藏书"朱文印章，则此本应为民国著名收藏家谢光甫之永耀楼旧藏。经与刻本比对，此清抄本亦据刻本抄录而成，且偶有误字。所谓日本抄本，未曾寓目。

三、《广嗣须知》学术思想

《广嗣须知》全书不分卷，内容包括积阴德、固元气、豫调摄、薄滋味、择鼎器、炼药饵、时交感、择天时、合造化九篇。此书将"积阴德"置于篇首，不厌其烦地引经据典，认为人欲子孙满堂，多多积善行德是最重要的前提。此节内容看似与广嗣无关，实际上则体现了儒家思想对百姓生育观念的渗透。其实，历代广嗣类的中医书籍中，或多或少都有这一方面的思想内容。此后该书依次强调寡欲以固气全形，调摄气血以强精神，薄滋味以扶养精气，以达到形神交畅、心广体胖。同时，还应挑选温良健康的女子作为配偶，并再次重申积阴德是婚育生子的根柢。此外，在炼服药丸、受胎应慎选日期等方面，编撰者显然是整合了前人的生育思想遗产。全书篇幅虽然短小，但多数资料取自于效验良方或百姓长期积累的生活经验，其中不少内容对于当今的优生学来说仍具有一定的参考价值。需要指出的是，该书中掺杂有少数违背科学规律的迷信说法，比如一些关于孕妇饮食的禁忌、男女交感的时点等。这类内容显然受时代的局限性所影响，我们自不必苛责。

总 书 目

医　经
内经博议
内经精要
医经津渡
灵枢提要
素问提要
素灵微蕴
难经直解
内经评文灵枢
内经评文素问
内经素问校证
灵素节要浅注
素问灵枢类纂约注
清儒《内经》校记五种
勿听子俗解八十一难经
黄帝内经素问详注直讲全集

基础理论
运气商
运气易览
医学寻源
医学阶梯
医学辨正
病机纂要
脏腑性鉴
校注病机赋

内经运气病释
松菊堂医学溯源
脏腑证治图说人镜经
脏腑图书症治要言合璧

伤寒金匮
伤寒大白
伤寒分经
伤寒正宗
伤寒寻源
伤寒折衷
伤寒经注
伤寒指归
伤寒指掌
伤寒选录
伤寒绪论
伤寒源流
伤寒撮要
伤寒缵论
医宗承启
伤寒正医录
伤寒全生集
伤寒论证辨
伤寒论纲目
伤寒论直解
伤寒论类方

I

卫生编

袖珍方

仁术便览

古方汇精

圣济总录

众妙仙方

李氏医鉴

医方丛话

医方约说

医方便览

乾坤生意

悬袖便方

救急易方

程氏释方

集古良方

摄生总论

辨症良方

活人心法（朱权）

卫生家宝方

寿世简便集

医方大成论

医方考绳愆

鸡峰普济方

饲鹤亭集方

临症经验方

思济堂方书

济世碎金方

揣摩有得集

亟斋急应奇方

乾坤生意秘韫

简易普济良方

内外验方秘传

名方类证医书大全

新编南北经验医方大成

临证综合

医级

医悟

丹台玉案

玉机辨症

古今医诗

本草权度

弄丸心法

医林绳墨

医学碎金

医学粹精

医宗备要

医宗宝镜

医宗撮精

医经小学

医垒元戎

医家四要

证治要义

松厓医径

扁鹊心书

素仙简要

慎斋遗书

折肱漫录

丹溪心法附余

叶氏女科证治

妇科秘兰全书

宋氏女科撮要

茅氏女科秘方

节斋公胎产医案

秘传内府经验女科

外科百效全书

外科活人定本

外科秘授著要

疮疡经验全书

外科心法真验指掌

片石居疡科治法辑要

儿　科

婴儿论

幼科折衷

幼科指归

全幼心鉴

保婴全方

保婴撮要

活幼口议

活幼心书

小儿病源方论

幼科医学指南

痘疹活幼心法

新刻幼科百效全书

补要袖珍小儿方论

儿科推拿摘要辨症指南

外　科

大河外科

外科真诠

枕藏外科

外科明隐集

外科集验方

外证医案汇编

伤　科

伤科方书

接骨全书

跌打大全

全身骨图考正

眼　科

目经大成

目科捷径

眼科启明

眼科要旨

眼科阐微

眼科集成

眼科纂要

银海指南

明目神验方

银海精微补

医理折衷目科

证治准绳眼科

鸿飞集论眼科

眼科开光易简秘本

眼科正宗原机启微